NOTICE

SUR LES

BAINS DE MER D'ÉTRETAT

PRÈS DU HAVRE (Seine-Inférieure)

Par le Docteur P.-M.-L. MIRAMONT

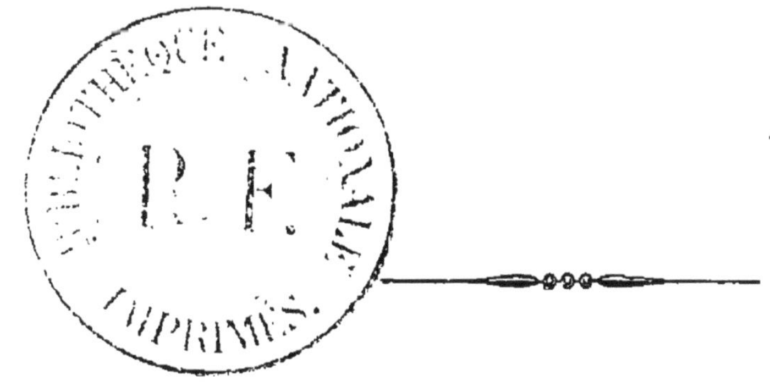

Se trouve :

A PARIS, DANS LE PASSAGE JOUFFROY

AU HAVRE, CHEZ Mme BERTIN, LIBRAIRE

RUE DE PARIS, 51

1851

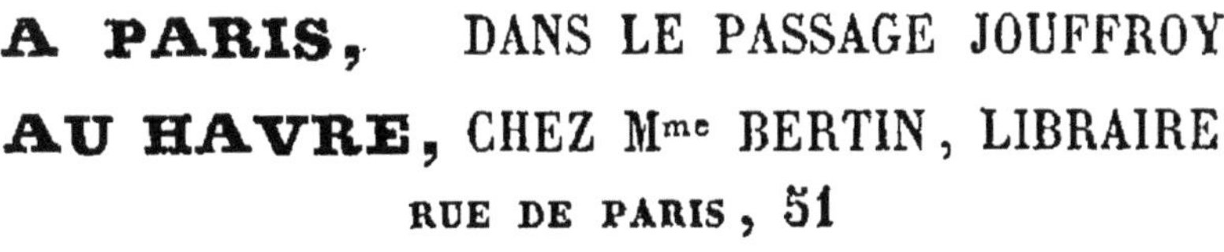

NOTICE

SUR LES

BAINS DE MER D'ÉTRETAT.

Étretat, à six lieues du Havre, dans l'ancienne Normandie, sur l'Océan, près de la baie de son nom, avec la variété de ses sites, ses falaises gigantesques qui se dressent menaçantes et sublimes sur la mer, et la poésie qui s'exhale de ses merveilles, est un fidèle tableau de la simplicité des anciens jours et du magnifique désordre du chaos. Dans cette douce retraite où l'âme trouve le repos que lui refusent les agitations des affaires et le bruit des grandes villes, la nature est si imposante et si belle que la pensée sourit avec bonheur aux impressions qu'elle produit. Qu'y a-t-il de plus beau, en effet, que ces vagues à brillante écume se brisant contre les arches pittoresques de ces falaises au sein des cavernes qu'elles ont creusées à leur pied? que cette rivière dont le lit est devenu tout-à-coup souterrain et qu'on voit à marée basse sortir de terre à travers le

galet, pour former entre les sinuosités de quelques roches blanches comme l'albâtre deux sources d'une eau douce délicieuse, où les femmes vont laver le linge et où se dé-bitent les nouvelles du pays ? « C'est là, dit M. A.
» Karr, que l'on parle de tout et de tous, que l'on discute,
» que l'on juge, que l'on absout, que l'on condamne ; rien
» ne peut se soustraire au tribunal de la fontaine. La
» fontaine tient lieu d'une bourse, d'un café, d'un jour-
» nal, de vingt journaux ; c'est là qu'on apprend des nou-
» velles des marins à la pêche, là que l'on commente les
» amours et les mariages ; on y dit comment s'est vendu le
» poisson à Fécamp, combien au Havre ; on y raconte les
» sinistres causés par le dernier coup de vent, les rêves que
» l'on a faits la nuit. Il est littéral de dire que l'on sait tout
» à la fontaine, et même un peu davantage. »

Lorsque, seul sur la cime d'un de ces pics, on fixe la masse mugissante des lames jusqu'au point où l'œil la confond avec le ciel, l'esprit devient rêveur et se remplit d'images. Il vous semble être entouré d'échos qui grossis-sent le bruit des vagues en lui donnant les proportions d'un épouvantable fracas ; il vous semble entendre la prière et les cris de détresse des naufragés et assister aux horreurs d'un nouveau cataclysme. Les glaces de l'effroi pénétreraient le plus intrépide des voyageurs qui verrait pour la première fois, du haut de ces flèches, la mer en fureur ! Mais bien-tôt vous détournez malgré vous vos regards pour les por-ter sur l'herbe que votre pied foule, et vous cherchez à entendre le bruissement de l'insecte, car vous tremblez, faible créature, de vous trouver si petit à côté de cet Océan et de la puissance infinie qui l'a créé.

A peine avez-vous déserté cette place, que vous vous sentez porté, comme sur des ailes, vers le quai; qu'en descendant, votre imagination se trouve distraite par l'aspect sauvage et bizarre des barques couvertes de chaume qui le bordent, et votre estomac agréablement aiguillonné par l'appétit; enfin, en arrivant sur la plage, vous éprouvez un sentiment de bien-être et de force qui, joint à la perspective d'un bon repas, vous promet une bonne nuit.

L'intérêt et les agréments qu'Etretat offre aux artistes, aux étrangers, et surtout aux malades qui aiment la vie de famille, les mœurs douces et honnêtes, le calme, la simplicité dans la toilette, les promenades, l'économie et la bonne société, donnent tous les ans de l'extension à ce charmant village. Les uns, par reconnaissance, y font construire des habitations ravissantes, et les autres, prévoyant son avenir, y achètent des terrains. Nous comptons aujourd'hui dans sa population des célébrités littéraires et artistiques et des hommes de cœur dévoués à leur pays.

Pour se former une idée claire de l'avenir d'Etretat, des richesses qu'il promet au naturaliste, à l'antiquaire et au poëte, et des mœurs de ses honnêtes pêcheurs, il faut lire la brochure de M. l'abbé Cochet, ouvrage écrit avec goût, orné d'une savante tradition, de cette tradition qui intéressera le lecteur, parce qu'elle entoure le berceau d'Etretat de merveilles, de fictions amusantes, de souvenirs historiques et d'espérances. Comme tous les villages qui sortent d'un injuste oubli, et qui rappellent la domination des Romains, Etretat a ses légendes. Je laisse parler M. l'abbé Cochet :

« Si vous demandez au marin par qui fut bâtie l'église
» d'Etretat, il vous conduira sur la plage, puis il vous
» montrera un rocher appelé la Fontaine-d'Olive, qui ne
» découvre que dans les grandes marées et que le peu-
» ple vient contempler chaque fois avec une religieuse cu-
» riosité. Puis il vous dira : « Autrefois une sainte femme,
» fort riche, nommée Olive, venait souvent se baigner ou
» laver son linge à la fontaine qui est au pied du rocher.
» Un jour qu'elle y était, les Sarrasins (on appelait ainsi
» au moyen-âge les Normands encore païens) débarquè-
» rent sur le rivage et voulurent s'emparer d'elle; elle
» s'enfuit alors d'une course précipitée, et fit vœu, si elle
» échappait de leurs mains, de bâtir une église dans la terre
» des Verguies. Sauvée par miracle, elle fut fidèle à sa
» promesse, et fit construire l'église que vous voyez. » Si
» vous vous étonnez que cette église soit si éloignée du
» village, et placée dans un vallon sauvage et désert comme
» le petit val, il vous dira : « Écoutez : ce ne fut pas l'in-
» tention de la fondatrice. Lorsque sainte Olive voulut ac-
» quitter son vœu, elle fit commencer l'église dans les Ver-
» guies, au milieu de la paroisse, mais ce que l'on cons-
» truisait le jour, le diable le transportait la nuit au pied de
» la côte de Sainte-Claire, où elle se trouve aujourd'hui,
» et cela, ajoute la légende, afin d'escamoter quelques
» prières aux matelots. »

Au sujet des eaux souterraines qui abondent à Etretat, et qui proviennent d'une rivière qui coulait autrefois dans le grand val, faisait marcher des moulins, et se jetait dans la mer, rivière dont on peut encore suivre la trace, on lit : « Une bohémienne était en voyage, cherchant sa vie et » portant son enfant sur son dos. Un soir elle vient frap- » per à la porte du moulin que la rivière faisait tourner, » à deux pas de la source, demandant du pain pour man- » ger, et de la paille pour dormir dessus. Le meunier, » homme dur et cruel, l'écoute sans pitié et la chasse hors » de sa maison. — Malheureux, lui dit la fée aux doigts » puissants, tu t'en repentiras ! — En effet, pendant la » nuit son moulin avait cessé de tourner, et la rivière avait » disparu sous terre.

» Ces eaux se frayèrent un chemin sous la vallée, et à » marée basse, elles surgissent du sein des galets, après » avoir alimenté les puits du village. »

La physionomie pittoresque et majestueuse d'Etretat, ses faciles communications avec le Havre et Fécamp, sa proximité de Paris, la pureté de son air, car on n'y a ja- mais connu le choléra, et les impressions variées qu'il fournit à l'enthousiasme des touristes, nous font espérer qu'il ne restera pas au dessous de sa réputation et que les trains de plaisir contribueront à son animation ; car, qui visiterait le Havre sans aller admirer Etretat, sa mer et ses falaises, avec leurs grottes tapissées d'une mousse veloutée, à reflets gorge de pigeon, et dallées de roches blanches ?

Avant de recommander ces bains à mes confrères, je dois leur dire que parmi les médecins célèbres qui viennent tous les ans y passer une partie de la saison, il n'y en a pas un qui n'ait été ravi de leur situation et de leur salubrité, et que la visite et le patronage de ces savants augurent en faveur de la prospérité de ce village.

Les malades qui accorderont la préférence à ces bains trouveront à bon marché dans l'hôtel Blanquet, donnant sur la mer, et dans les maisons bourgeoises, la table et le logement; ils trouveront aussi à Etretat des maîtres baigneurs intelligents, un médecin pour diriger leur hygiène, des voitures et des chevaux pour les promenades. Un casino sera prochainement élevé sur la plage et des planches seront couchées sur le galet pour pouvoir arriver à la mer sans meurtrissures aux pieds. Les gourmets d'huîtres pourront s'en régaler tous les jours et en tout temps, car Etretat a l'heureux privilége de posséder un parc d'où elles sortent extrêmement fraîches et sans contredit d'aussi bonne qualité en été qu'en hiver. M. Bollot, propriétaire de ce parc, a su, par des travaux importants, les rendre supérieures à celles qu'on y débitait autrefois, et préférables à celles qu'on mange au Havre. En résumé, Etretat offrira à ses visiteurs l'utile et l'agréable.

Action des Bains de mer.

Les bains de mer occupent aujourd'hui une place importante parmi les modificateurs thérapeutiques que la nature met à la disposition du médecin. Leur bonne réputation se trouve, en effet, justifiée par des guérisons si nombreuses et si remarquables qu'on ne peut en contester l'utilité dans bien des cas. Mais pour bien apprécier sans prévention ce qu'il y a de vrai dans ces succès, la part qui en revient à l'engouement et celle qui appartient réellement à leur action, il faut séparer les conditions qui les contre-indiquent de celles dans lesquelles il convient de les prescrire; car tel sujet à fibre molle, à tempérament indolent, en retirera l'énergie dont ses organes avaient besoin pour fonctionner avec harmonie; et tel autre, à constitution apoplectique, en éprouverait les effets les plus fâcheux. L'un prendrait deux bains par jour sans inconvénients, à l'autre, au contraire, il ne faudrait conseiller que les bains d'eau de mer en baignoire et les promenades sur les bords de la mer. J'ai connu une dame extrêmement nerveuse, qui fut atteinte de palpitations et ensuite d'une névralgie faciale intense, après un bain de mer froid pris imprudemment sans l'avis du médecin. Nous ferons l'esquisse de ces distinctions en traitant des propriétés médicales des bains de mer.

C'est principalement sur la circulation que les bains de mer exercent leur influence. Aussi l'immersion trop prolongée ou mal indiquée pourrait-elle provoquer des hémorrhagies ou des érysipèles. Le cœur acquiert plus de vigueur et chasse le sang artériel avec plus d'énergie; le pouls devient plus fort, plus sec et plus fréquent, et bientôt cette suractivité s'étend aux vaisseaux capillaires; car la chaleur augmente sous l'impulsion de cette réaction du centre à la circonférence. On conçoit que la stimulation qui résulte de cet état doive, chez un sujet lymphatique, tonifier les organes, réveiller les fonctions engourdies , éliminer l'excès de lymphe et porter la force et la sensibilité aux muscles. Aussi est-il essentiel, pour les rendre efficaces, de surveiller les effets de cette réaction sur le système nerveux, en proportionnant l'action de ces bains à la sensibilité du malade. Cette surveillance devra surtout s'étendre sur les femmes, qui sont , comme on le sait, plus impressionnables que les hommes, et auxquelles, par conséquent, des excitants moins énergiques conviennent. Voilà pourquoi elles ne devraient jamais rester trop longtemps dans l'eau de mer froide, soit pour prendre le plaisir de la natation, soit pour y chercher un remède à leurs maux.

D'après ce qui précède, on voit combien il est important pour les malades des deux sexes de ne pas se baigner avant d'avoir soumis à l'exploration du médecin leur circulation. Cet examen est d'autant plus utile que toutes les organisations ne se ressemblent pas, qu'il y a autant d'états particuliers qu'il y a d'êtres, et que, par cette raison, les uns pourraient ressentir la sensation d'une chaleur suffocante dans un bain tempéré, et les autres celle d'un froid excessif. La connaissance de ces individualités doit donc guider le médecin sur le mode d'administration de ces bains et sur leur durée. En effet, l'immersion subite fait beaucoup de bien aux malades qui ont besoin d'une réaction courte mais violente, et beaucoup de mal à ceux qui ne peuvent s'y habituer qu'après une transition graduelle des bains tempérés aux bains froids. Chez les enfants, par exemple, l'immersion subite dans l'eau de mer froide pourrait provoquer des convulsions et des maladies graves. J'ai connu un jeune épileptique qui après chaque bain de mer froid avait une attaque. Cette imprudence jugée, on lui fit prendre des bains tempérés pendant une saison et on revint aux immersions froides à la suivante. Cette manière de procéder produisit un changement heureux dans sa santé, car les attaques, qui sont actuellement très éloignées, finiront par ne plus reparaître.

Un bain à la mer, pris pendant les règles, pourrait donner lieu à des suppressions et à des métastases funestes. Les femmes devraient donc choisir un autre moment pour éviter de semblables dangers. La même prudence exige qu'elles s'en abstiennent également pendant la grossesse ou lorsque seulement cet état leur paraît probable.

Les bains de mer froids produisent chez quelques sujets une vive irritation à la peau; j'ai vu de véritables urticaires se déclarer sous leur influence. Les bains de mer en baignoire n'occasionnant rien d'analogue, il est évident que c'est plutôt à la violence du choc de la vague à la surface de la peau, qu'à l'action de ses sels, qu'il convient de rapporter cet effet; quoi qu'il en soit, ce phénomène doit faire apprécier le temps qu'un malade peut rester dans la mer, du moins pendant les premiers bains.

On voit souvent, en outre, des sujets être affectés de

céphalalgie violente en sortant de la mer ; mais cette indisposition disparaît rapidement sous l'influence d'un bain de pieds chaud pris immédiatement, sur la plage même.

Ce que nous venons d'émettre sur l'action des bains de mer nous conduit à la connaissance des cas où ils sont utiles. Mais avant de les énumérer, je vais rappeler les idées générales de M. le professeur Rostan sur cet intéressant sujet.

« Les effets des bains de mer sont de raffermir les tissus » et surtout la peau, de donner du ton à toute l'écono» mie, en un mot, d'augmenter l'énergie de tous les or» ganes et des fonctions. Nous pensons qu'il faut tenir » compte des effets du voyage, du spectacle imposant » d'une masse d'eau incommensurable, de la vivacité de » l'air, de l'espérance qui anime les voyageurs, de l'exer» cice qu'on prend dans un pays nouveau, du change» ment du régime alimentaire, enfin de toutes les circon» stances de l'hygiène, qui font des bains de mer un des » moyens les plus puissants qu'on puisse proposer aux » personnes délicates, peu irritables, dont la peau est » lâche et molle, les tissus flasques, et dont tous les ap» pareils languissent dans une funeste inertie. » (*Dict. de médecine* en 21 vol.)

Ces lignes prouvent clairement que l'application seule des bains de mer à une maladie, à l'exclusion des circonstances de l'hygiène qui en font un des moyens puissants, serait, sinon pernicieuse, du moins inutile. Il faut donc, aux malades qui viennent leur demander la santé, un air pur, un bon régime, des distractions et une promenade modérée après chaque bain, précaution indispensable pour rétablir l'équilibre circulatoire et éviter l'accablement des courbatures. L'équitation, principalement, est un exercice salutaire, surtout lorsqu'on veut se rendre maître d'une affection ancienne des viscères. Je crois que, s'il était à la portée de toutes les bourses, les maladies chroniques et celles qui sont pour le médecin des écueils contre lesquels ses efforts viennent se briser, comme l'hypocondrie, se-raient moins opiniâtres. Le plaisir qu'il procure à l'imagi-nation et le mouvement qu'il imprime au corps produisent, en effet, ce qu'on ne peut obtenir facilement chez un ma-lade usé par des souffrances dont le médecin n'a pu péné-trer la cause et par des excès de toute sorte, l'harmonie entre le physique et le moral. Mais il faut faire remarquer aussi qu'il a son revers de médaille dans quelques cas. Que d'hémorrhagies utérines, de fausses couches, de sup-pressions, ne doit-on pas lui attribuer ? Nuisible aux femmes affectées de chute de matrice, d'engorgements, de catarrhe ou d'ulcération du col de cet organe, pendant les règles et la grossesse, l'équitation devient, au contraire, un stimu-lant utile pour celles qui sont lymphatiques et d'une ex-trême mélancolie; pour les jeunes filles chlorotiques qu'une abondante leucorrhée rend indolentes, et qui ne peuvent pas supporter les préparations ferrugineuses.

En admettant que l'exercice après chaque bain de mer soit nécessaire pour dissiper peu à peu la réaction, relâcher la peau, faire disparaître les fatigues et inviter au sommeil réparateur, il ne faut pas perdre de vue cette règle la plus importante de l'hygiène, qu'on doit toujours éloigner tout ce qui pourrait entraver la liberté de la respiration et de la circulation. Aussi faut-il recommander aux femmes de ne pas serrer leur taille après chaque bain et de tenir le ventre libre.

Avant d'indiquer les maladies pour lesquelles les bains de mer sont employés avec avantage ou contre-indiqués, je terminerai ces réflexions en faisant observer qu'on voit des sujets qui en sont revenus pleins de santé, être atteints, au bout d'un ou de deux mois, d'embarras gastrique ou de jaunisse pour n'avoir pas voulu prévenir l'invasion de ces accidents par de légers purgatifs, et que certains malades n'en ressentent les bons effets que quelque temps après leur rentrée dans la famille.

Propriétés médicales des Bains de mer (1).

Les eaux de mer, riches en principes minéralisateurs, jouissent de la propriété de combattre les maladie qui dé-

---

(1) Analyse d'un litre d'eau de l'Océan prise au Havre, à quelques lieues de la côte :

Chlorure de sodium	27,704
Chlorure de magnésium	2,905
Sulfate de magnésie	2,462
Sulfate de chaux	1,210
Sulfate de potasse.	0,094
Carbonate de chaux.	0,132
Silicate de soude	0,017
Bromure de sodium	0,105
Bromure de magnésium.	0,030
Oxyde de fer, carbonate et phosphate de magnésie.	Traces.
Oxyde de manganèse.	Id.
	32,657

pendent de l'atonie des organes, de la stase du sang, de la suspension des sécrétions, des diathèses scrofuleuses, tuberculeuses, cancéreuses, des accidents syphilitiques constitutionnels et de l'état inflammatoire chronique. Les limites de cette notice ne nous permettant pas de les reproduire toutes, nous nous attacherons à signaler celles qui cèdent le plus souvent à leur action, et celles dans lesquelles elles sont contre-indiquées.

Maladies traitées avec succès par les Bains de mer.

Ces maladies sont : la débilité de l'estomac, la gastrite et entérite chronique, la gastralgie résultant d'une mauvaise alimentation ou des excès de table, les diarrhées rebelles avec chute du rectum, les hémorrhagies passives, l'engorgement scrofuleux des glandes, les tumeurs blanches, les caries et nécroses, les gibbosités vertébrales, les surdités incomplètes entretenues par l'engouement catarrhal des trompes d'Eustache, l'ophthalmie chronique, le larmoiement produit par le coryza chronique ou l'obstruction du sac lacrymal, les métastases dartreuses, les fièvres intermittentes entretenues par un engorgement considérable de la rate, les accidents constitutionnels de la vérole, l'impuissance dérivant des pertes séminales, la dysménorrhée, la chlorose, les flueurs blanches abondantes et l'engorgement du col de la matrice dépendant d'ulcérations ou de granulations qui ont résisté aux caustiques, ou qui, après avoir cédé, menacent de récidive. C'est dans cette dernière maladie surtout qu'on obtient des bains de mer des avantages, j'oserai dire, surprenants. Il est rare, en effet, qu'après deux saisons, les femmes qui en sont atteintes depuis plusieurs années n'en soient pas guéries d'une manière satisfaisante. Celles qui ne sont stériles que parce que la matrice est engorgée, affectée de catarrhe, d'atonie, ou déviée de sa position normale, deviennent bientôt propres à la conception, lorsque les bains de mer ont triomphé de ces obstacles. Les faits de cette nature sont si fréquents, qu'ils ont largement répandu la réputation de ces eaux. Il y a cependant des engorgements qui résistent pendant long-temps à l'action seule de ces bains : je veux parler de ceux qui sont compliqués d'hémorrhoïdes qui, en s'enflammant sous leur influence, entretiennent un foyer permanent d'irritation dans l'utérus, et de ceux que la prédisposition cancéreuse rend indolents ; mais dans ce cas, il faut, après avoir invoqué les secours de la chirurgie, se borner à faire prendre des bains de mer en baignoire la première année, et à modifier l'état de l'utérus, en associant à ces bains les préparations iodées et les injections d'eau de mer. Nous verrons d'ailleurs plus loin par quelles combinaisons on peut varier les propriétés des bains de mer en baignoire, pour les approprier à la nature des indications, et pour les rendre par conséquent utiles là où l'eau de mer froide deviendrait nuisible.

Maladies contre lesquelles l'efficacité des Bains de mer est incertaine.

Ces maladies sont : l'hépatite chronique, l'hypertrophie du foie, les tumeurs viscérales squirrheuses, les rhumatismes chroniques, les tubercules, la néphrite et la cystite chronique chez l'adulte, les paralysies par ramollissement, l'alopécie, l'œdème et l'hydropisie ascite.

Maladies dans lesquelles les Bains de mer sont contre-indiqués.

Parmi les affections que les bains de mer pourraient aggraver, nous mentionnerons particulièrement la pléthore sanguine, les paralysies par apoplexie, les affections organiques du cœur et des gros vaisseaux, la goutte, le catarrhe chez les vieillards, et les névralgies récentes.

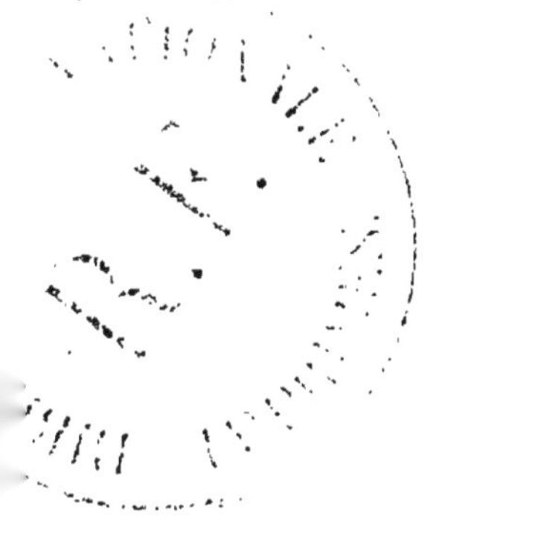

En faisant l'éloge des bains de mer, je n'ai pas eu la pensée d'exagérer leurs propriétés, de leur attribuer des effets
merveilleux ; j'ai reconnu, au contraire, qu'ils n'étaient
pas infaillibles et que leur efficacité était quelquefois favo-
risée par le traitement que les malades avaient subi avant
d'y recourir. Les médecins n'ignorent pas, d'ailleurs, qu'il
y a des malades qui ne peuvent les tolérer qu'après avoir
passé une ou deux saisons à une des eaux salines thermales,
ou qu'après avoir pris dans la baignoire plusieurs bains
d'eau de mer chauffée, coupée avec l'eau douce ou asso-
ciée à des eaux salines artificielles ou naturelles, mélanges
qui, d'après MM. L. Figuier et L. Mialhe, sont de nature à rendre de grands services à la thérapeutique. Nous
allons donner l'opinion de ces chimistes distingués sur ce
sujet : « Par ces artifices judicieusement employés, disent-
» ils, on pourrait probablement suppléer dans plusieurs cas
» à l'usage des eaux minérales salines de l'Allemagne, qui
» jouissent d'une réputation si bien méritée. Il est évident
» toutefois que l'observation médicale permettra seule les
» substitutions chimico-thérapeutiques que nous proposons.

» Il est facile de comprendre, d'après cela, que si l'on
» composait des mélanges convenables d'eau de la mer
» avec l'eau douce ou bien avec certaines de nos eaux sa-
» lines françaises, on pourrait arriver à composer des
» bains qui reproduiraient d'une manière à peu près in-
» tégrale les bains de certaines eaux d'Allemagne.

» Ainsi, pour prendre un exemple, si l'on réunit une
» partie d'eau de mer, une partie d'eau de Bourbonne et

» une partie d'eau douce, on obtient un mélange dont la
» composition est à peu de chose près la même que celle
» de l'eau de Hombourg. Le poids du résidu total est le
» même, le sel marin et le chlorure de magnésium s'y
» trouvent en égale quantité. Le mélange artificiel renferme
» seulement un peu de sulfate de magnésie que ne contient
» pas l'eau naturelle. Enfin, si le mélange ne renferme
» pas autant de carbonate de chaux que l'eau de Hom-
» bourg, ce sel s'y trouve remplacé par un poids équiva-
» lent de sulfate de chaux. Ce mélange artificiel ne diffère
» de l'eau de Hombourg que par l'existence, dans l'eau
» artificielle, d'un peu de bromure, qui n'existe pas dans
» l'eau de Hombourg, et par le carbonate de fer, qui se
» trouve dans cette dernière et n'existe pas dans le mé-
» lange.

» Deux parties d'eau de Bourbonne, une partie d'eau
» douce, une partie d'eau de mer, fourniraient un mélange
» qui reproduirait l'eau de Soden et n'en différerait guère
» que par la présence d'un peu de bromure, que l'eau de
» Soden ne contient pas. »

C'est ce que montre le tableau suivant, où l'on a in-
scrit les principes les plus importants de l'eau minérale :

Examen comparatif des principales Eaux minérales salines d'Allemagne et de France, sous le rapport chimique et thérapeutique, par MM. L. **Figuier** et L. **Mialhe**, 1848.

	Quantité de sel dans un litre d'eau.	Chlorure de sodium.	Chlorure de magnésium.	Sulfate de chaux.	Carbonate de chaux.	Carbonate de magnésie.	Silicate de soude.
Eau de Hombourg.	13,300	10,649	1,187	0,027	0,940	0,360	0,064
Eau de mer 1/3. . . . ⎫ Eau de Bourbonne 1/3. ⎬ . . Eau douce 1/3 . . . . ⎭	13,400	10,499	1,099	0,703	0,080	»	0,044
Eau de Soden (n° 6 B) . . .	12,671	10,898	0,284	0,082	0,979	0,098	0,064
Eau de mer 1/4. . . . ⎫ Eau de Bourbonne 1/2. ⎬ . . Eau douce 1/4 . . . . ⎭	11,937	9,317	0,922	0,752	0,087	»	0,063

Cette opinion sur ces mélanges ouvre une voie nouvelle à l'observation du praticien et fera préférer les eaux de mer, dont on peut ainsi graduer ou métamorphoser les propriétés, à celles de l'Allemagne. Nul doute que cette réforme, bien comprise, ne rende de grands services aux malades qui cherchent l'économie, aux enfants scrofuleux surtout, auxquels l'air de la mer est salutaire et qui ne peuvent supporter les bains froids. En voici d'ailleurs un exemple : Un enfant scrofuleux, âgé de six ans, affecté de tumeur blanche au coude et de plaies au cou, ne put supporter que trois bains de mer : après le quatrième bain une congestion cérébrale et des acciden s nerveux se déclarèrent. Lorsque cet enfant fut rétabli de cette complication, je le soumis aux bains composés d'égale quantité d'eau de mer chauffée et d'eau douce dans laquelle j'avais fait macérer préalablement des feuilles de noyer et des varechs. Ces bains ne produisirent aucune fatigue et ce jeune malade fut parfaitement guéri de sa tumeur blanche et de ses plaies. Il est facile de comprendre ce résultat en réfléchissant au rôle que joue l'iode que les plantes marines contiennent et qu'elles abandonnent si facilement sous l'influence de la chaleur. C'est en raison de ce dégagement que l'inhalation des vapeurs de l'eau de mer bouillante contenant des goëmons ou varechs a été quelquefois utile dans les bronchites chroniques, les laryngites tuberculeuses et les ulcérations syphilitiques de la gorge. J'ai fait aspirer à un phthisique les vapeurs d'eau de mer pendant deux mois; la toux s'exaspéra les deux premiers jours et diminua ensuite au point de lui faire croire à une guérison. Après trois mois d'un état satisfaisant il fut pris subitement d'une hémoptysie abondante accompagnée de fièvre; j'eus recours au même moyen, mais sans résultat avantageux. J'ajoutai alors à l'eau de la mer de la gélatine et des varechs divisés. Sous l'influence de ces inhalations, faites deux fois par jour, la fièvre tomba et le malade ne cracha plus de sang. Quelque temps après, l'auscultation me prouva que ses poumons étaient moins tuberculeux et qu'il pourrait encore vivre plusieurs années en continuant ce traitement.

En rappelant dans cette courte notice les avantages que présentent, sous le rapport thérapeutique, les bains de mer, j'ai eu également pour objet de recommander à mes confrères Etretat, qui, par sa position, la pureté de son air, ses sites pittoresques, son avenir et l'honnêteté de ses habitants, est une contrée pour laquelle on se sentira toujours de l'entraînement.

670 — Paris, imp. GUIRAUDET et JOUAUST, rue S.-Honoré, 338.